AF494366

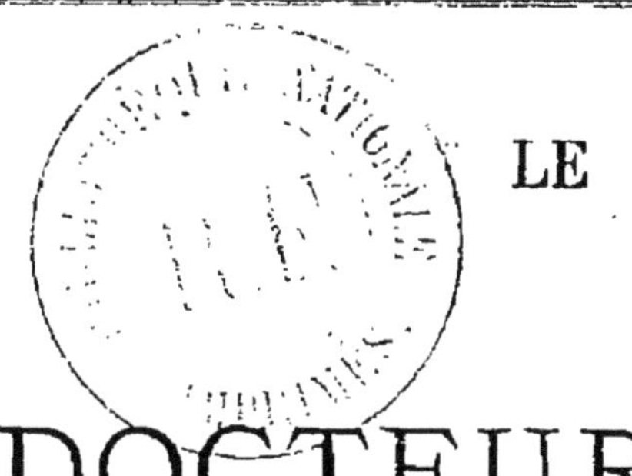

LE

DOCTEUR MÈGE

MEMBRE CORRESPONDANT

DE L'ACADÉMIE DE MÉDECINE

CLERMONT-FERRAND
TYPOGRAPHIE DUCROS-PARIS, LIBRAIRE ET LITHOGRAPHE
Rue Saint-Genès, 5
1871

M. MÈGE.

Quoique ayant vécu de longues années loin de nous, l'homme éminent auquel nous consacrons ces lignes, a laissé en Auvergne trop de bons souvenirs, pour que nous ne regardions point comme un devoir, de rendre ici à sa mémoire un hommage mérité.

Originaire de St-Amand-Tallende, et élève de notre École de Clermont, M. Mège y fit, non sans distinction, ses premières études médicales, qu'il terminait à peine lorsque éclata la terrible épidémie de typhus qui, de 1813 à 1815, sévit si cruellement sur les départements du Nord et de l'Est de la France.

Epuisé par vingt années d'une guerre presque sans trêve, notre malheureux pays était en proie aux horreurs de l'invasion.

Les quelques praticiens, que le service militaire avait laissés aux populations rurales, étaient déjà presque tous morts à la peine, lorsque notre jeune compatriote sollicita et obtint du ministère l'honorable et périlleuse mission d'aller, dans les provinces envahies, étudier et combattre le fléau.

Il y déploya une activité et un dévouement sans borne, qui lui valurent de la part des populations les témoignages les plus flatteurs de gratitude.

— Les documents intéressants qu'il recueillit sur le développement et la marche de l'épidémie, lui eurent bientôt acquis, malgré sa jeunesse, cette notoriété, cette considération qui s'attache toujours aux travailleurs consciencieux.

Quelques années à peine s'étaient écoulées depuis son retour, lorsqu'un personnage politique considérable, qui a joué dans nos révolutions un des rôles les plus en vue, ayant eu recours à ses soins, les tint à un assez haut prix pour désirer s'en assurer exclusivement l'usage. Enlevé ainsi aux préoccupations de la clientèle, M. Mège put réserver dès lors aux seuls malheureux ses soins et ses conseils.

Passionné pour l'étude de notre art, il y consacra tout le temps que n'absorbaient point ses œuvres charitables. Bon nombre d'études intéressantes, d'articles remarquables publiés dans les journaux du temps ne tardèrent pas à lui assurer une place parmi les médecins les plus instruits et les plus distingués de la capitale.

C'était au temps où Broussais, dans tout l'éclat de son génie, régentait despotiquement l'Ecole.

Entraînée, séduite par cette voix éloquente, la génération médicale presque tout entière avait confessé le nouvel évangile.

M. Mège eut cette fortune rare d'être au nombre des esprits indépendants qui, ayant résisté à l'engoûment général, eurent le courage de soumettre à une critique sévère les enseignements du Val-de-Grâce et de signaler aux praticiens tous les dangers de cette doctrine, dont la gloire devait durer tout autant que la vie de son illustre fondateur.

N'ayant jamais connu les admirations intéressées, les compromis de conscience qui aplanissent tant d'obstacles et préparent les belles situations, M. Mège n'eut pas non plus la prudence de garder, vis-à-vis des puissances du jour, une attitude suffisamment respectueuse. Suspect et non sans quelque raison de libéralisme, il se vit bientôt en butte aux inimitiés et aux persécutions ardentes de la Congrégation alors toute-puissante.

Il ne devait guère tarder à en sentir les effets.

Candidat à une chaire de professeur-agrégé, il se

vit rayé de la liste et exclu des épreuves « *pour cause d'opinion.* » — Monseigneur Frayssinous était alors Grand-Maître de l'Université, qu'il régentait un peu à la façon de ce loup de la fable, à qui un berger trop crédule confia, dit-on, un jour le soin de son troupeau.

La lettre spirituelle et mordante, que le candidat injustement évincé adressa à l'Évêque d'Hermopolis, couvrit d'un ridicule mérité les instigateurs de cette cabale inique, mais ferma plus irrévocablement encore à son auteur la carrière du professorat, à laquelle l'appelait sûrement ses fortes études et ses travaux antérieurs.

Mais notre compatriote n'était pas homme à courber la tête et à faire le sacrifice de ses opinions à des considérations personnelles. Déjà il avait pris son parti des inconvénients d'une situation militante, et malgré vents et marée, bravant la fortune contraire, jusqu'à la chute de la Restauration, il continua à combattre les tendances rétrogrades du gouvernement de Charles X. —

Lorsque la colère du peuple eut mis en poudre le trône du vieux roi, M. Mège vit avec douleur une restauration monarchique ramener avec des noms nouveaux les mêmes errements.

Préoccupés exclusivement de fortifier et d'étendre

les prérogatives du pouvoir, les hommes de 1830 n'avaient point tardé à montrer toute leur répugnance à entrer dans la voie libérale ouverte par la révolution de juillet; et l'opposition avait bientôt compté dans ses rangs tous les esprits un peu soucieux de l'avenir de notre pays et du progrès de ses institutions.

L'ordre, l'économie dans les finances, la guerre aux abus de toute sorte, à la corruption sous toutes ses formes; l'extension, la *démocratisation du suffrage électoral*, apanage exclusif de quelques privilégiés, tel était le programme de ce parti, qui, pendant près de vingt années, réunit sous un même drapeau tous les hommes sincèrement dévoués à la cause de la liberté.

Mais pour mettre aux mains de tous une arme aussi puissante que le droit de suffrage, il était nécessaire d'élever tout d'abord le niveau intellectuel des masses, de les réveiller de leur torpeur et de leur indifférence pour la chose publique, de leur faire connaître sur quels principes élémentaires est fondée la science économique, quelles règles invariables régissent le fonctionnement de tout gouvernement institué en vue des intérêts de tous. C'est à cette noble tâche que M. Mège consacra tous ses efforts.

Dans son *Appel aux Patriotes*, il posait les bases

d'une vaste association, sorte de ligue contre l'ignorance, dont les chefs de l'opposition devaient être les chefs naturels.

Des souscriptions organisées régulièrement dans toute la France eussent fourni les moyens matériels de répandre gratuitement et jusque dans les campagnes les plus reculées, les brochures destinées à l'éducation politique du peuple.

L'*Avis aux Patriotes* suivi de « *Commentaires sur la Chartre,* » fut écrit pour servir d'introduction, et en quelque sorte de spécimen, à ces publications dont la forme a été imitée depuis avec un succès considérable.

Deux fois candidat à la députation dans notre département, M. Mège fut combattu à outrance par l'administration préfectorale, qui deux fois parvint à faire triompher des amis *du premier degré*, dont les votes approbatifs contribuèrent pour leur part à entretenir les illusions à qui nous dûmes les déchirements de 48, et les hontes de vingt années d'empire.

La Révolution de Février le retrouva fidèle à son programme. Républicain sincère, il combattit de toutes ses forces les malheureuses tendances d'une fraction de son parti toujours disposée aux théories excessives, aux alliances compromettantes.

Adversaire déclaré des écoles socialistes, il s'efforça dans ses publications de démontrer aux électeurs, que des choix modérés pouvaient seuls sauver la république, mise en grand péril par les folies des radicaux et les intrigues bonapartistes.

Décembre vint malheureusement donner raison à ces tristes prévisions, et, dès lors, M. Mège se retira de l'arène, abandonnant complétement la politique, qui ne lui inspirait plus aucun goût, pour se livrer exclusivement à des travaux philosophiques et littéraires.

Ennemi des charlatans de toute espèce, il s'attacha, avec la même verve et le même esprit dont il avait fait preuve dans ses œuvres politiques, à démontrer le vide et la fausseté des systèmes *homéopatiques*, *magnétiques* et autres, alors plus ou moins en vogue dans la Capitale.

Sa *Lettre à Kalbrener*, ses *Réflexions et Portraits* portèrent un rude coup aux faiseurs à la mode qui exploitaient si fructuèusement la crédulité publique.

Rampadin l'intrigant, *Robertin*, l'habile et heureux philanthrope, sont des études prises sur le vif, pleines de bonhomie et de malice.

L'illustre charlatan allemand est croqué de main de maître.

Qui ne connaît l'illustre docteur Krof...... ?

« On le rencontre partout, excepté chez les petites » gens.....

» ..... Le matin, il va d'abord à l'Hôtel-Dieu, » pour pouvoir parler le soir des opérations qu'on y a » faites, puis il court chez les personnages les plus » éminents de la capitale, s'informer s'ils ont bien » dormi, bien digéré, et laisse au suisse sa carte de » visite. Il se rend ensuite au cours de la Sorbonne, » à ceux de l'Observatoire, à la séance de l'Institut, » pour causer avec son ami Arago qui ne l'écoute pas... » Et quel plaisir, mesdames, ne vous procure-t-il pas » avec ses jolies petites phrases germaniques, ses con- » solations pleines de romantisme, ses marques du » tendre intérêt qu'il vous porte!!!.. Eh! qui oserait » sinon les mauvaises langues, l'accuser d'ignorance? » ses confrères? on ne le croirait pas. Ses auditeurs? » il parle de chimie aux diplomates, et de diplomatie » aux chimistes, Ses lecteurs? on ne lui en connaît » qu'un, ci-devant doctrinaire amateur-né de galima- » tias.—Ses malades? il les fascine.... ou les expédie » pour un monde meilleur..... »

Nous avons détaché ces quelques fragments de cette étude originale pour montrer à nos lecteurs quelle importance, dans ses productions, M. Mège attachait à la forme littéraire.

Ni ses travaux scientifiques, ni les préoccupations politiques n'avaient pu un seul instant le distraire de son culte pour les lettres, que toujours il aima avec passion.

Il n'était, non plus, resté insensible au charme de la Muse, et ses amis, seuls confidents, n'ont point perdu le souvenir de la grâce toute athénienne de ces charmants petits vers, dont leur vieux docteur seul semblait avoir gardé le secret.

Sans nul doute, l'auteur des *Rayons jaunes* les eût trouvés médiocres, mais notre cher poëte, vrai disciple des Grecs, n'eut jamais pour les audaces de notre jeune école qu'une tendresse assez médiocre et, fidèle aux dieux de sa jeunesse malgré la mode, toujours il s'obstina à préférer Voltaire à Lamartine, et Courrier à Veuillot.

Dr Mire.

www.ingramcontent.com/pod-product-compliance
Ingram Content Group UK Ltd.
Pitfield, Milton Keynes, MK11 3LW, UK
UKHW022250170726
13837UKWH00006B/2503